Made in the USA
Monee, IL
02 December 2022

19323330R00069